UTE SCHLIEPER

Mach dich STRESS FREI

IN 21 TAGEN zu mehr Gelassenheit, innerer Ruhe und Klarheit

Befreie dich von Ängsten, Sorgen und negativen Gedanken

WORKBOOK

Bibliografische Information der Deutschen Nationalbibliothek.

Die Deutsche Nationalbibliothek verzeichnet diese Publikation in der Deutschen Nationalbibliografie; detaillierte bibliografische Daten sind im Internet über http://dnb.dnb.de abrufbar.

Für Fragen und Anregungen:
info@eulogiaverlag.de

ISBN Print: 978-3-96967-299-0

Originale Erstausgabe 2022

Eulogia Verlags GmbH
Gänsemarkt 43
20354 Hamburg

Lektorat: Ramon Thorwirth
Satz und Layout: Tomasz Dębowski
Umschlaggestaltung: Aleksandar Petrović

UTE SCHLIEPER

Mach dich STRESS FREI

IN 21 TAGEN zu mehr Gelassenheit, innerer Ruhe und Klarheit

WORKBOOK

EULOGIA VERLAG

INHALT

Zusammenfassung 3

Mach-Einladung 4

Woche 1: Angst 7

Woche 2: Vertrauen 17

Woche 3: Bewusstheit 29

Woche 4: Erfolg 41

Und so geht's weiter 52

Weiterführende Literatur und Links 53

Haftungsschluss 54

Über Ute Schlieper 55

Zusammenfassung

Dieses Workbook ist die perfekte Begleitung zum Buch *„Mach dich stressfrei! Dein Weg zu mehr Gelassenheit, innerer Ruhe und Klarheit. Befreie dich von Ängsten, Sorgen und negativen Gedanken (ISBN: 978-3-96967-248-8).* Du trainierst mit minimalem Zeitaufwand die Stärkung von Körper und Geist sowie ein positives Mindset. Natürliche Ressourcen können so dauerhaft gestärkt und kraftvoll angewendet werden.

Mit diesem Journal machst du selbstwirksames Gesundsein zu deinem ganz persönlichen Projekt. Nutze das praxiserprobte *Prinzip des dynamischen Tuns,* um in 21 Tagen gute und lebensdienliche Gewohnheiten für eine neue, bewusste Lebensart zu verinnerlichen. Du nimmst die stärkenden Methoden leichter in den Alltag auf und kannst deine Erfolge bewusst wahrnehmen. Mit zusätzlichen Tipps, Anregungen zur Selbstreflexion und ausreichend Platz für eigene Gedanken und Notizen.

„Mache die Dinge so einfach wie möglich,
aber nicht einfacher."

– Albert Einstein

Ist es wirklich möglich, in 21 Tagen etwas zu verändern? Weshalb sollte man in ein Journal schreiben? Und kann man neue, positive Lebensgewohnheiten wirklich planen?

Es gibt unterschiedliche Ansichten darüber, ob es für ein Ergebnis 21 Tage, 28 Tage oder 8 Wochen dauert, um mentale Muster zu trainieren und zu verändern. Viel wichtiger als diese Theorie ist die Praxis. Sie zeigt, dass gute Gewohnheiten, welche regelmäßig über einen längeren Zeitraum gemacht werden, das Leben positiv beeinflussen. Und wenn daraus eine Selbstverständlichkeit wird, dann ist sie allemal sinnvoll! Meine Erfahrung hat gezeigt, dass es langfristig für den Erfolg nicht ausschlaggebend ist, wenn man „mal" einen Tag nicht das volle Programm absolviert oder eine sich vorgenommene Sache nicht ausgeführt wird – vorausgesetzt, es wird nach so einem Tag gleich wieder konsequent weiter trainiert.

Mit der Hand zu schreiben, ist ein heilsamer und aktiver Prozess für den Verstand. Durch Schreiben gewinnt man Klarheit über Gedanken und Gefühle. Nebenbei vertreiben konstruktive Gedanken auch die Sorgen. Wenn wir mit der Hand etwas aufschreiben, konzentrieren wir uns auf das Wesentliche. Dabei wird ein Denkprozess angestoßen. Die Details, die wir mit dem Schreiben unbewusst verknüpfen, z.B. die Farbe des Papiers oder, wo und wann geschrieben wird, ermöglichen uns, dass wir uns besser an das Geschriebene erinnern. Schreibe deshalb alles auf, was dir durch den Kopf geht. Ein Journal zu führen, wird dadurch zu einem Tun, das mehrere positive, aktive Prozesse unterstützt.

Durch eine gezielte Planung der lebensdienlichen Methoden und dem regelmäßigen Aufschreiben entsteht die Macht der Wiederholung. Wiederhole, wiederhole und wiederhole! Gewohnheiten werden so im Bewusstsein verankert und können im Unterbewusstsein gespeichert werden. Unbewusstes zu tun, fällt uns immer leichter, als bewusst etwas anzugehen.

Ich habe dieses Workbook konzipiert, weil es die perfekte Ergänzung zu meinem Buch *„Mach dich stressfrei! Dein Weg zu mehr Gelassenheit, innerer Ruhe und Klarheit. Befreie dich von Ängsten, Sorgen und negativen Gedanken (ISBN: 978-3-96967-248-8)* ist und die Umsetzung des *Prinzips des dynamischen Tuns* enorm erleichtert. Das Journal ermöglicht, mit minimalem Zeitaufwand die stärkenden Methoden in den Alltag einfließen zu lassen. Es bietet zusätzlich ausreichend Platz für deine täglichen Gedanken, Reflexionen und Notizen.

Nutze die Seiten, die für jeden Tag zur Verfügung stehen. Kritzle, schreibe, markiere, male – alles, was dir einfällt und durch den Kopf geht. Hake Dinge ab, die erledigt sind. Schreibe die für dich bedeutendsten Erkenntnisse aus dem Buch in dieses Journal. So richtest du deinen Fokus für einen bestimmten Zeitraum konsequent auf das Gute und Lebensdienliche. Nach 21 Tagen hast du dein ganz persönliches Projekt für positive Wandlung erschaffen. Du nimmst nicht nur wahr, was sich gewandelt hat, sondern du wirst deine Erfolge auch spüren. Die einzige Voraussetzung: Du bleibst dran und investierst mindestens 10 Minuten täglich in dich.

Im Buch hast du die Basis an Wissen und viele Methoden bekommen. Bestimme jetzt jeweils eine Übung für Body, Mind und Spirit, die dich intuitiv anspricht und dir Spaß macht. Du wirst schnell merken, dass du mit der Zeit „Kombiübungen“ generieren kannst, das bedeutet, du kannst mehrere Übungen gleichzeitig machen, z. B. eine Bewegungsübung mit einer Entspannungsübung oder eine Achtsamkeitsübung mit einer Konzentrationsübung. Wie und was in deinem Alltag gut zu kombinieren ist, bekommst du im Tun sehr schnell selbst heraus. Gute Gewohnheiten kannst du nicht oft genug in deinen

Tag einfließen lassen. Einige Übungen haben bereits einen „Doppeleffekt“ für Körper und Geist.

Wenn dir eine neue, bessere Lebensweise bewusst geworden ist, möchtest du nicht mehr zurück. Ein gewachsener Geist kann nicht wieder zusammenschrumpfen. Deine Willenskraft, die durch Erfolgserlebnisse entsteht, treibt dich immer weiter voran, dein Wissen zu erweitern. Persönliches Wachstum ist ein fortlaufender Prozess, der niemals endet.

4 + 3 + 2 = Dynamisches Tun

4-mal pro Woche 40 Minuten Bewegung
+ 3-mal täglich 3 Minuten Entspannung (Mind)
+ 2-mal täglich 2 (20) Minuten Meditation (Spirit).

„Das sind doch jetzt mehr als 10 Minuten täglich“, denkst du vielleicht jetzt. Richtig. Aber selbst, wenn du nur 10 Minuten täglich konsequent etwas machst, wird sich etwas in deinem Leben positiv wandeln. Das ist keine Aufforderung, dem Prinzip nicht zu folgen und dich auf 10 Minuten täglich zu beschränken. Aber: 10 Minuten täglich hat jeder! Und wenn du Kombiübungen generierst, gewinnst du wieder Zeit. Für die 2 × 2 Minuten tägliche Meditation nimmst du die Methode mit der Aufmerksamkeit auf den Atem, die für dich passt. Die Minuteneinheiten der Meditation darfst du beliebig auf 20 Minuten oder noch länger steigern. Die 40 Minuten Bewegung 4 × pro Woche baust du immer da ein, wo es irgendwie möglich ist. Auch der Weg zu Fuß oder mit dem Rad und der Spaziergang in der Mittagspause zählt zu dieser Bewegung. In der Energiebilanz trägst du unter - alles ein, was dir nicht gut tut und dir Energie raubt; bei + alles, was dir Power gibt. Das sind Menschen, Situationen, Gedanken, Dinge und Nahrung.

Sei nicht zu streng mit dir selbst, habe einfach Spaß beim Ausprobieren neuer Dinge, werde neugierig auf bestimmte Themen und bleibe fokussiert bei dir selbst. Dein Leben wird sich wandeln, weil du dich veränderst. Und das wichtigste: Hab’ Spaß bei allem, was du für dich tust!

„Manchmal zeigt sich der Weg erst,
wenn man anfängt, ihn zu gehen."

– Paolo Coehlo

WOCHE 1

Angst

In jeder Situation, in der Angst der Hauptantreiber ist, reagierst du entweder, indem du der Situation entkommen willst oder versuchst, sie loszuwerden. Andererseits kann Angst auch ein Antreiber dafür sein, dein Leben zu retten und dich zu beschützen. Wenn jedoch deine Gedanken nur aus Angst entstehen und sich unterschiedliche Formen von Ängsten im Kopf hartnäckig eingenistet haben, verlierst du deine innere Ruhe. Angst ist der größte Faktor, der das Immunsystem schwächt. Menschen, die dauerhaft in Angst sind, werden anfälliger für Krankheiten sowohl psychischer als auch physischer Art.

Damit du mit Angst besser umgehen kannst, musst du Angst besser verstehen. Was ist eigentlich Angst? Angst ist ein Gefühl von Unannehmlichkeit, ein Gefühl des Ausgeliefertseins. Gefühle sind Energie in Bewegung. Sie tauchen auf, weil sie gefühlt und akzeptiert werden wollen, denn wir Menschen sind fühlende Wesen. Wir wollen jedoch immer etwas mit unserem Gefühl „machen" oder es verändern, anstelle es zu akzeptieren.

Wir haben ein mächtiges Werkzeug und einen Schutz gegen die Angst: unseren Geist. Der Geist kann wie ein Muskel trainiert werden. Zur persönlichen Weiterentwicklung gehört es auch, zu lernen, den Geist zu beherrschen. Das gelingt, wenn man die Kraft des Geistes erkennt, entwickelt und ihn stärkt. Ein ruhiger Geist ermöglicht, angstfreier und gelassener zu leben.

Die Meditation ist eine einfache Methode, den Geist zu beruhigen. Je länger und tiefer du meditieren kannst, desto einfacher wird es dir fallen, Vertrauen in dich selbst und in die Macht deines Geistes zu entwickeln. Es gibt Dinge, die du kontrollieren kannst: deine Worte, deine Taten, deine Entscheidungen, wie du dich selbst und andere behandelst und wie du mit deinen eigenen Gefühlen umgehst. Du allein bestimmst, worauf du die Energie lenkst.

Tag 1

Body: ....

Mind: ....

Spirit: *2 x 2 Minuten Meditation*

Energiebilanz

-	+

Gedanken:

....

....

....

....

....

....

....

....

Bewegungseinheiten

Plane deine 4 × 40 Bewegungseinheiten für diese Woche und trage die Aktivität und den genauen Zeitpunkt in das Journal ein.

Tag 2 Pause

Reflektiere kurz und spüre in dich hinein, was der erste Tag mit dir gemacht hat. Sind die Methoden in deinem Alltag machbar? Ist der dafür notwendige Zeitaufwand vorhanden? Ändere und passe gegebenenfalls an, was nicht ganz stimmig ist.

Tag 3

Body:

Mind:

Spirit: *2 x 2 Minuten Meditation*

Energiebilanz

-	+

Gedanken:

Power für den Geist: Wenn du dich von Angst frei machen willst, konzentriere dich auf die Eigenschaft des Mutes. Werde dir bewusst: Es gibt immer Lösungen aus Situationen, die dir Angst machen. Nimm dir die Zeit, um klar zu denken. Setze dich aufrecht und präsent hin, atme tief ein und aus, schließe die Augen. Mache dir klar, dass du stark bist. Sage dir gedanklich: „Ich bin mutig und stark wie ein Held" und schenke dir dabei das Lächeln eines Siegers.

Tag 4

Kennst du **Sorgen-Fasten**? Du kannst bewusst deine Sorgen für einen bestimmten Zeitraum loslassen: eine Stunde oder einen ganzen Tag. In dieser Zeit sagst du dir immer wieder die Sätze: „Ich habe mein Bestes unter gewissen Umständen getan. Ich habe alles getan, was in meiner Macht steht. Ich bin innerlich ruhig. Ich mache mir keine Sorgen."

Body: ……………………………

Mind: ……………………………

Spirit: *2 x 2 Minuten Meditation*

Energiebilanz

-	+

Gedanken:

Zirbeldrüse aktivieren:

Nimm dir Zeit, das Sonnenlicht aufzunehmen. Rezeptoren senden ab einer gewissen Lichtintensität Impulse an die Zirbeldrüse. Sie erhält umgehend entsprechende Signale, stoppt die Melatonin-Produktion und regt stattdessen die Bildung des Hormons Serotonin an, das als Wohlfühlhormon gilt und die Stimmung aufhellt. Du wirst nicht nur wach und munter, sondern bekommst auch gute Laune. Das ist Antrieb für Tat- und Willenskraft.

Tag 5

Body: ……………………

Mind: ……………………

Spirit: *2 x 2 Minuten Meditation*

Energiebilanz

-	+

Gedanken:

……………………

……………………

……………………

……………………

……………………

……………………

……………………

……………………

……………………

……………………

Power für den Antrieb:

Angst kann auch ein Antreiber für dein Bewusstsein sein, um im Geist mentale Strategien zu entwickeln, welche die Angst beseitigen. Jedes Mal, wenn Angst und Sorgen deinen Geist beherrschen, wirst du in diesem konstruktiven Prozess ausgebremst. Das ist vergeudetet Energie. Nutze die geistige Energie, um etwas Positives zu erschaffen. Werde aktiv, unternimm etwas, komm in Bewegung und nutze deine geistigen, schöpferischen Potenziale.

Tag 6 Pause

Reflektiere die vergangenen 3 Tage. Notiere deine Gedanken und Empfindungen. Lies nochmal, was du die Tage davor notiert hast. Ist alles stimmig? Ist alles so in deinem Alltag machbar? Wenn es noch Unstimmigkeiten gibt, überlege, was du ändern und anpassen möchtest. Du kannst z.B. den Zeitpunkt einer Tätigkeit verschieben, weil du bemerkt hast, dass zur angedachten Zeit nicht so optimal ist. Oder du wechselst eine Methode komplett, weil du einfach nicht mit der angedachten klarkommst. Schreibe deine Änderungen auf.

Tag 7

Body Methode: ....

Mind Methode: ....

Spirit Methode: ....

Energiebilanz

-	+

Gedanken:

Reflektiere kurz die vergangene Woche mit dem Fokus auf den **positiven Wahrnehmungen**. Was hat dir gutgetan? Was hat gut funktioniert? Was möchtest du unbedingt wiederholen?

Wegweisender Gedanke:

Dein größtes Abenteuer im Leben besteht darin, das Wesen des Geistes zu erkunden.

„Jeden Morgen werden wir wieder neu geboren. Was wir heute tun, zählt am meisten"

– Buddha

WOCHE 2

Vertrauen

Eine der wirkungsvollsten Methoden gegen Angst ist, Vertrauen aufzubauen. Die uneingeschränkte Ehrlichkeit zu dir selbst ist die wichtigste Voraussetzung, um vertrauen zu können. Es ist meist die Ungewissheit oder auch die Unwissenheit, die uns nicht vertrauen lässt. Eine verletzte Seele, die in Vergangenheit negative Erfahrungen machen musste, wie z. B. Ablehnung, Trennung oder ein schicksalsbehaftetes Erlebnis hindert oftmals daran, Vertrauen aufzubauen.

Vertrauen kann man verlieren, aber auch gewinnen. Man gewinnt es am einfachsten, indem man sich Wissen aneignet. Mit Wissen können Zweifel beseitigt werden. Dabei ist es hilfreich, sich mit den Themen zu beschäftigen, die einem die Erklärung für etwas ermöglichen. Die meisten Menschen tauchen jedoch noch tiefer in das Drama ein, das ihnen ohnehin schon zu schaffen macht, und fallen somit noch mehr in innere Unruhe, Zweifel und Ängste.

Dir selbst vertrauen zu können, bedeutet, Selbstvertrauen zu entwickeln. Das fällt uns oft schwer, weil wir an uns selbst zweifeln. Ein positives Mindset und innere Gelassenheit sind richtig gute Antreiber für ein gesundes Selbstvertrauen. Damit das in dir entsteht, musst du dafür Raum schaffen und dich zuerst von allen Selbstzweifeln lösen. Hast du losgelassen und dich von Sorgen und Zweifeln befreit, wird Vertrauen gestärkt.

Tag 1

Body: ....

Mind: ....

Spirit: ....

Energiebilanz

-	+

Gedanken:

....

....

....

....

....

....

....

....

....

....

....

Start in den Tag:

Trinke morgens nach dem Aufstehen als erstes eine Tasse warmes Wasser mit dem frisch gepressten Saft einer halben Zitrone, nach Belieben mit ein wenig Honig verfeinert. Die Verdauung wird angekurbelt und die Nährstoffe der Zitrone wirken antibakteriell. Während du trinkst, sprich in Gedanken mit jedem Schluck eine positive Affirmation zu dir selbst, z.B.: „Ich bin dankbar. Ich bin gesund. Ich bin behütet.“

Plane deine 4 × 40 Bewegungseinheiten für diese Woche und trage die Aktivität und den genauen Zeitpunkt in das Journal ein.

Tag 2

Body:

Mind:

Spirit:

Energiebilanz

-	+

Gedanken:

Dein System reinigen:

Beantworte konkret die Fragen: Was bedrückt mich? Worüber mache ich mir Sorgen? Welche Gedanken gehen mir durch den Kopf? Schreibe alles runter, was dir intuitiv dazu einfällt. So bringst du es aus deinem inneren System heraus.

Tag 3

Body: ....

Mind: ....

Spirit: ....

Energiebilanz

-	+

Gedanken:

....

....

....

....

....

....

....

....

Mantras chanten

Der Klang der Mantras hat eine große und spürbare Heilkraft für Körper und Geist, eine Art „Seelennahrung". Ein Mantra kann eine Silbe, ein Wort oder ein ganzer Satz sein. Mantra können gesungen (chanten), gesprochen oder auch nur still im Geist wiederholt werden.

Viele Mantras werden in der altindischen Sprache des *Sanskrits* gesungen, eine Sprache, die heute nicht mehr gesprochen wird. Sanskrit ist eine universelle Sprache auf Zellebene, die etwas in uns in Schwingung versetzt und die wirklich jeden anspricht. Beim Chanten von Mantras geht es darum, sich dafür zu öffnen, die Schwingung zu spüren und sie in jeder Zelle des Körpers tief aufzunehmen. Es gibt auch Mantras auf Englisch, Deutsch oder anderen Sprachen.

Du kannst einfach loslegen, Mantras zu chanten. Probiere es aus, auch wenn es ungewohnt ist! Nur so kannst du die Erfahrung der positiven Wirkung machen. Beginne mit dem Mantra OM. Es umfasst alle Energien. Am einfachsten ist es, das OM zu erfahren, indem du es singst, so wie es dir gefällt. Atme tief ein und chante das OM laut. Lass dabei nicht nur das O, sondern auch das M schwingen.

Beim Chanten von Mantra nimmst du ähnlich, wie bei der Meditation eine entspannte und gleichzeitig präsente Haltung ein. Du kannst Mantras durch den Tag hindurch innerlich oder laut chanten. Als Anfänger eignen sich einzelne Worte oder Silben, die du gut behalten kannst. Es ist nicht wichtig, ob du eine tolle Stimme hast oder ob du das Mantra richtig aussprichst. Es gibt unendlich viele Mantras. Fange mit einem an, das dir gefällt. Am Ende des Buches findest du Links, die dich weiterführen, um in das Chanten von Mantras einzusteigen.

Tag 4

Kurzzeitfasten:

Plane in dieser Woche einen Fastentag. Trinke Wasser, Tee oder gesunde Smoothies. Viele wichtige Infos zum Fasten findest du in den Buchtipps im Buch *„Mach dich stressfrei! Dein Weg zu mehr Gelassenheit, innerer Ruhe und Klarheit. Befreie dich von Ängsten, Sorgen und negativen Gedanken (ISBN: 978-3-96967-248-8).* Ein Kurzzeit-Fastentag entlastet den Darm und lässt sich sehr gut anwenden, wenn man unterwegs ist und nicht zu ungesundem Fastfood greifen möchte.

Body: ....

Mind: ....

Spirit: *2 x 2 Minuten Meditation*

Energiebilanz

-	+

Gedanken:

....

....

....

....

....

....

....

....

....

....

Nimm heute Abend vor dem Einschlafen noch einmal bewusst alles **Positive** des Tages wahr. Schreibe es auf es auf. Sei dankbar dafür.

Tag 5

Plane heute deinen **Wohlfühltermin**, den du in den nächsten 7 Tagen machst. Trage den Termin deines ganz persönlichen Wohfühlmoments in das Journal ein.

Body: ....

Mind: ....

Spirit: *2 x 2 Minuten Meditation*

Energiebilanz

-	+

Gedanken:

Mantras für Selbstvertrauen

Ich bin genug.
Ich bin einzigartig.
Ich bin wertvoll.
Ich bin vollkommen.
Ich bin stark.
Ich bin machtvoll.
Ich bin liebevoll.

Tag 6

Body: ....

Mind: ....

Spirit: *2 x 2 Minuten Meditation*

Energiebilanz

-	+

Gedanken:

Mache heute mehrmals tagsüber eine **Sekundenmeditation**: Schließe einen Moment die Augen, atme tief ein und aus und schenke dir selbst ein inneres Lächeln. Wenn du magst, umarme dich jetzt einmal selbst. Das ist Selbstliebe.

Tag 7

Body:

Mind:

Spirit: *2 x 2 Minuten Meditation*

Energiebilanz

-	+

Gedanken:

Dich selbst anerkennen:

Erkenne dich selbst dafür an, dass du bereits 2 Wochen an deinem Projekt für innere Ruhe dran bist! Sprich es aus: „Ich möchte mich dafür anerkennen, dass ich seit zwei Wochen lebensdienliche Gewohnheiten trainiere."

Wegweisender Gedanke:

Du bist der Einzige, der deine Realität erschafft. Niemand anderes kann für dich denken oder fühlen.

„Bewusstheit ist der stärkste Katalysator des Wandels."

– Eckart Tolle

WOCHE 3

Bewusstheit

Wir leben in einer Welt der Polaritäten. Schwarz und Weiß, oben und unten, warm und kalt, gut und böse, richtig und falsch. Das sind natürlichen Prinzipien. Wir können sie weder ignorieren noch verdrängen. Sie sind da, egal, ob wir es wollen oder nicht. Aber wir können lernen, die Gesetze der Polarität bewusst wahrzunehmen und zu verstehen.

Es ist schlichtweg nicht möglich, Veränderung zum Guten zu wollen und den Fokus auf das Gegenteil zu richten. Auch gedankliche Muster – bewusste oder unbewusste Denkgewohnheiten – werden immer die jeweils entsprechenden Dinge anziehen.

Übriges: Menschen, die in geistiger Bewusstheit selbstbestimmt leben, finden sich nicht unbedingt in irgendwelchen strengen oder religiösen Lebensformen. In Bewusstheit lebende Menschen haben durch Klarheit ihre Persönlichkeit entfaltet und nutzen die Selbstbeherrschung ihrer Kräfte für die Erschaffung eines erfüllten Lebens.

Viele hoffen oder suchen vergeblich ihr ganzes Leben nach etwas. Bewusst lebende Menschen verdrängen und ignorieren nicht, sondern akzeptieren, was ist. Sie verstehen, dass es keine Zufälle gibt, sondern dass immer genau das zu ihnen kommt, was es für die persönliche Weiterentwicklung braucht. Und das ist, worauf bewusst oder unbewusst der geistige Fokus liegt und wohin die Energie fließt. Jede Erfahrung ermöglicht, das Bewusstsein zu erweitern. Wenn wir das akzeptieren, werden wir liebevoller, humorvoller, intelligenter, klarer, gelassener und innerlich ruhiger.

Tag 1

Schenke deinem Gegenüber bei einer Unterhaltung **uneingeschränkte Aufmerksamkeit**. Denke nicht, bewerte nicht. Höre einfach nur aufmerksam zu.

Body:

Mind:

Spirit: *2 x 2 Minuten*

Gedanken:

Energiebilanz

-	+

Plane deine 4 ×40 Bewegungseinheiten für diese Woche und trage die Aktivität und den genauen Zeitpunkt in das Journal ein.

Den Moment genießen:

Nimm ein Bild in dir auf, einen Moment, der schön anzuschauen ist oder einfach nur guttut. Der Blick auf eine Landschaft, das Meer, den Sonnenuntergang oder Sonnenaufgang. Nimm diesen Moment bewusst war und das Bild in deinem Geist auf. Du kannst in stressigen Momenten immer wieder darauf zurückgreifen, indem du die Augen schließt, tief durchatmest und dir das Bild mit den dazu wahrgenommenen guten Gefühlen vor Augen führst.

Tag 2

Body: ....

Mind: ....

Spirit: *2 x 2 Minuten Meditation*

Energiebilanz

-	+

Gedanken:

....

....

....

....

....

....

....

....

....

....

....

Natur:

Stelle jeden Tag einen einfachen Kontakt zur Natur her. Die Verbindung mit der Natur erdet dich. Laufe barfuß im Sand oder auf dem Gras, in Gummistiefeln durch Pfützen, springe in Wellen, lasse dich auf dem Wasser treiben oder stampfe durch den Schnee – verbinde dich mit einem natürlichen Element, singe und tanze dabei.

Spüre die Erde: Stell' dich gerade und aufrecht hüftbreit auf den Boden, am besten barfuß. Nimm bewusst deine Fußsohlen am Boden wahr. Achte darauf, dass du eine aufrechte Haltung und eine aufgerichtete Wirbelsäule hast. Spüre den Boden unter dir. Wie fühlt sich das an?

Rieche bewusst an einer Blüte oder berühre die Rinde eines Baumes. Werde neugierig auf die Natur wie ein kleines Kind, das die Natur zum ersten Mal entdeckt, erlebe Spaß und Freude. Lass dich einfach durch deine Intuition in der Natur treiben. Das ist so kraftvoll und beruhigt den Geist.

Tag 3

Body: ....

Mind: ....

Spirit: *2 x 2 Minuten Meditation*

Energiebilanz

-	+

Gedanken:

....

....

....

....

....

....

....

....

Verbalisieren:

Sprich positive Worte aus, die sich auf das beziehen, was du möchtest. Formuliere, was du hast, haben möchtest oder verdienst. Dann ergänzt du mit Sätzen wie z. B. „Das ist gut", „Das ist es, was ich möchte" oder „Das ist wundervoll". Nimm Worte, die für dich stimmig sind. Sie bezeichnen und bekräftigen etwas, was du an dich selbst richtest. Du kannst diese Sätze jederzeit und unbegrenzt an dich selbst richten.

Tag 4

Body:

Mind:

Spirit: *2 x 2 Minuten Meditation*

Energiebilanz

-	+

Gedanken:

Was, wenn etwas einfach nicht klappen will, was du dir vorgenommen hast?

Beantworte dir die Fragen: Weshalb funktionieren die Dinge nicht? Ist meine Intention klar? Ist es wirklich mein eigenes Ziel? Ist es ein Ziel, das ich benutze, um mich zu vergleichen? Habe ich zu viele neue Ideen aufgegriffen? Worauf liegt mein Fokus? Lasse ich mich ablenken?

Tag 5

Body: ....

Mind: ....

Spirit: *2 x 2 Minuten Meditation*

Energiebilanz

-	+

Gedanken:

....

....

....

....

....

....

....

....

Handy Detox:

Lass heute für einen bestimmten Zeitraum dein Handy aus. Das kann eine Stunde am Morgen, Mittag oder Abend sein. Wenn du diese Zeit jetzt auch noch ganz bewusst mit etwas füllst, das dir guttut, hast du einen doppelten Wohlfühleffekt!

Tag 6

Body:

Mind:

Spirit: *2 x 2 Minuten Meditation*

Energiebilanz

-	+

Gedanken:

Fülle:

Sehe heute nicht den Mangel, sondern die Fülle. Nimm' wahr, was vorhanden ist, Gutes und Schönes, alles, was dir Kraft gibt. Bleibe den ganzen Tag im Bewusstsein der Fülle.

Tag 7

Body: ....

Mind: ....

Spirit: *2 x 2 Minuten Meditation*

Energiebilanz

-	+

Gedanken:

Du kannst **Meditationen** nach den 4 Jahreszeiten in den Tag integrieren. Frühling zwischen 06:00 und 07:00 Uhr, Sommer zwischen 11:00 und 12:00 Uhr, Herbst zwischen 17:00 und 18:00 Uhr und Winter zwischen 23:00 und 24:00 Uhr. Gelingt es dir, zweimal 2 Minuten in diesen Zeiten zu meditieren? Vielleicht kannst du bereits in jede zeitliche Jahreszeit eine 2-Minuten-Einheit legen? Trage die Uhrzeiten deiner Meditationen in das Journal ein.

Wegweisender Gedanke:

Beobachte, ohne zu bewerten. Deine Gedanken, deine Gefühle. Alles, was du wahrnimmst.

„Erfolgreiche Menschen sind erfolgreich, weil sie das tun, was andere nicht tun."

– Henry Ford

WOCHE 4

Erfolg

Erfolg hängt nicht nur von erworbenen Fähigkeiten, sondern vor allem von Willens- und Tatkraft ab, die man einsetzt, um etwas zu erreichen. Du musst entschlossen sein, etwas wirklich wollen und jede Gelegenheit nutzen, etwas dafür zu tun. Misserfolge sind das Ergebnis von Zweifeln und negativen Gedanken. Gewohnheitsmäßiges Denken beherrscht unser Unterbewusstsein und damit unser Leben. Was ist stärker in deinem Bewusstsein? Erfolgs- oder Misserfolgsgedanken? Ein gelegentlicher positiver Gedanke wird keinen Erfolg bringen. Aber ein einziger positiver Gedanke ist 100-mal wirksamer als ein negativer Gedanke! Doch den gedanklichen Fokus auf das Gewünschte zu legen, reicht allein nicht aus. Es braucht vor allem Willens- und Tatkraft. Handle so lange, bis das gewünschte Ziel erreicht ist.

Auch wenn es nicht beim ersten Anlauf gelingen will, lass den Kopf nicht hängen. Versuche es immer wieder, mache weiter so lange, bis deine Bemühungen zu Erfolg führen. Jeder Rückschlag führt zu persönlichem Wachstum. Sie bieten die Gelegenheit, tiefer in dich zu schauen und deine guten und schlechten Neigungen noch besser zu erkennen.

Lebensdienliche Gewohnheiten beschleunigen Erfolg, nicht dienliche Gewohnheiten verlangsamen ihn. Daher wirken sich positive Gedanken vorteilhaft auf das Erreichen von Erfolgserlebnissen aus. Meist ist es so, dass wir einen innerlichen Zwiespalt spüren: Wir lassen uns von etwas zu schnellem Erfolg verführen, weil es einfacher erscheint als jene Dinge, die wir langfristig tun müssten, um erfolgreich zu sein. Sie erscheinen uns mühsamer und mit viel Aufwand verbunden. Ausdauer und das richtige Tun im Einklang mit dir selbst führen jedoch unweigerlich zu Erfolg.

Es braucht also mehrere Eigenschaften, um erfolgreich zu sein: Willenskraft, Tatkraft, positives Denken und Selbstbeherrschung. Was du willst, muss von dir selbst kommen, du musst aus freiem Willen handeln – aber das Wichtigste, es muss dir auch Freude machen!

Tag 1

Tag der Aufmerksamkeit:

Nimm heute bewusst wahr, wie es Menschen um dich herum geht. Schenke ihnen deine Aufmerksamkeit, indem du sie bei etwas unterstützt. Das mag vielleicht ungewöhnlich sein. So schenkst du dir selbst durch Aufmerksamkeit Glücksmomente und unterstützt andere bei kleinen Erfolgserlebnissen.

Body: ....

Mind: ....

Spirit: *2 × 2 Minuten Meditation*

Gedanken:

Energiebilanz

-	+

Plane deine 4 x 40 Bewegungseinheiten für diese Woche und trage die Aktivität und den genauen Zeitpunkt in das Journal ein.

Tag 2

Body: ....

Mind: ....

Spirit: *2 x 2 Minuten Meditation*

Gelingt es dir, die Meditationseinheiten auf 2 × 5 Minuten täglich zu steigern?

Energiebilanz

-	+

Gedanken:

....

....

....

....

....

....

....

....

Erfolg trainieren:

Suche dir eine wirklich machbare, leichte Aufgabe, die du erfolgreich erledigen kannst. Gehe sie entschlossen an, mit der Überzeugung, dass sie dir gelingt. Verbanne jeden Zweifel und jede Möglichkeit, dass du die Aufgabe nicht erfolgreich abschließt. Fokussiere dich jetzt auf das Ziel, setze mit Willens- und Tatkraft alle deine Fähigkeiten ein, so lange, bis du dein Ziel erfolgreich erreicht hast.

Tag 3

Tag des Lächelns:

Schenke jedem, der dir heute begegnet, ein ehrliches, von Herzen kommendes Lächeln. Wiederhole „Tage des Lächelns“ so oft du willst. Mit der Zeit wird freundliches Lächeln zur Selbstverständlichkeit in deinem Alltag. Ein unvergängliches Lächeln ist ein Schlüssel für Erfolg.

Body: ....

Mind: ....

Spirit: *2 x 2 Minuten Meditation*

Energiebilanz

-	+

Gedanken:

....

....

....

....

....

....

....

....

....

....

....

Morgendlicher Sonnengruß mit Matra chanten:

Mache ein paar einfache Abfolgen des Sonnengrußes aus dem Yoga (Anleitungen dazu findest du auf YouTube) und lass dazu die Musik eines Mantras laufen. Diese Kombination von Bewegung und Gesang tut Körper, Geist und Seele gut!

Tag 4

Body: ....

Mind: ....

Spirit: ....

Energiebilanz

-	+

Gedanken:

....

....

....

....

....

....

....

....

....

....

Glück = Gesundheit

Die Medizin ist davon überzeugt, dass es eine enge Verbindung zwischen Glück und Gesundheit gibt. Studien zufolge tendieren glückliche Menschen eher zu einem gesünderen Lebensstil, d. h., sie ernähren sich gesünder und treiben regelmäßig Sport. Und Lachen ist bekanntlich gesund. Wer viel lacht und glücklich ist, fühlt sich weniger gestresst. Was bedeutet glücklich sein für dich? Was macht dich glücklich? Was kannst du in deinem Leben gerade genießen?

Woran hältst du fest, wovon du glaubst, dass es dich glücklich macht? Schreibe alles auf, was dir dazu einfällt. Gelingt es dir, nicht materielle, sondern immaterielle Werte zu erkennen?

Tag 5

Body: ....

Mind: ....

Spirit: *2 x 2 Minuten Meditation*

Energiebilanz

-	+

Gedanken:

....

....

....

....

....

....

....

....

Kennst du das „Gib-Was-Du-Brauchst" Prinzip?

Du möchtest lachen, bringe jemanden zum Lachen. Du möchtest glücklich sein, mache andere glücklich. Du möchtest geliebt werden, liebe andere. Je mehr du von dem gibst, was du brauchst, desto mehr bekommst du zurück. Was gibst du heute anderen?

Tag 6

Body: ....

Mind: ....

Spirit: *2 x 2 Minuten Meditation*

Energiebilanz

-	+

Gedanken:

....

....

....

....

....

....

....

....

Den Horizont erweitern:

In welches Thema möchtest du tiefer einsteigen? Worüber möchtest du dir Wissen aneignen? Es sollte etwas sein, das einen positiven Effekt für deinen Körper oder Geist hat. Im Buch *„Mach dich stressfrei! Dein Weg zu mehr Gelassenheit, innerer Ruhe und Klarheit. Befreie dich von Ängsten, Sorgen und negativen Gedanken (ISBN: 978-3-96967-248-8)* findest du jede Menge Literaturhinweise zu Gesundheits- und Wohlfühlthemen.

Tag 7

Reflektiere noch mal die vergangenen 4 Wochen. Was nimmst du wahr? Was hast du an dir selbst beobachtet? Wie geht es dir jetzt?

Energiebilanz auswerten

Durch die Erkenntnisse der 4-wöchigen Energiebilanz siehst du klar, welche Gewohnheiten dir Energie rauben und was dir Energie gibt. Du kannst dich jetzt von allem, was dir nicht guttut, lösen. Entscheide dich bewusst dafür, immer mehr Dinge zu tun, die einen positiven Effekt auf deinen Körper, deinen Geist und deine Seele haben. Lerne, „Nein" zu sagen, etwas abzulehnen, das du nicht möchtest, dir Zeit und Energie raubt und sich nicht gut für dich anfühlt. Vielleicht hast du auch in Bezug auf deine Ernährung einiges erkannt und entwickelst nach und nach eine gesündere Ernährungsform. All das führt zu einer neuen, bewussten Lebensart.

Wegweisender Gedanke:

Das Leben ist ein Weg von Unwissenheit zu Weisheit und von Ruhelosigkeit zu innerem Frieden.

Und so geht's weiter

„Sorge für dich, denn nur du allein kannst dich glücklich machen"

– Ute Schlieper

Das Ende dieses Journals ist nicht das Ende deines Weges zu persönlicher Weiterentwicklung, mehr Lebensqualität und innerer Ruhe. Mache weiter! Bleibe dran und gehe in Bereichen, die dich neugierig machen, noch mehr in die Tiefe. Besorge dir dafür Literatur oder Unterstützung. Nimm immer mehr lebensdienliche Gewohnheiten mit in deinen Alltag auf. Probiere weitere Methoden aus dem Buch *„Mach dich stressfrei! Dein Weg zu mehr Gelassenheit, innerer Ruhe und Klarheit. Befreie dich von Ängsten, Sorgen und negativen Gedanken (ISBN: 978-3-96967-248-8),* an die du dich noch nicht herangewagt hast. Das Leben ist voller Möglichkeiten!

Selbstverwirklichung bedeutet bewusstes Handeln im Einklang mit dem eigenen Seelenplan. Es ist möglich, durch Selbstwirksamkeit vieles positiv zu wandeln. Es ist ein Prozess, der unendlich gesteigert werden kann und niemals aufhört. Jeder geht seinen Weg in seinem Tempo.

Auf innere Ruhe folgt die Hingabe zu innerem Frieden. Ein friedlicher Mensch schwingt immer wieder in seine innere Ruhe zurück. Sie lässt sich nur durch bewusstes Umdenken und Selbstbestimmung erreichen. Mache dich auf die Suche nach dem inneren Frieden, indem du in dir nach dem Ort der Weisheit suchst. Nimm wahr, wozu du aufgerufen wist. Ich bin überzeugt davon, du entdeckst, dass etwas Großartiges in dir steckt!

September 2022

Weiterführende Literatur und Links

„Was wir wissen, ist ein Tropfen.
Was wir nicht wissen, ein Ozean."

– Isaac Newton

https://devapremalmiten.com/mantras/exploring-mantras/

https://www.7mind.de/magazin/mantren-fuer-eine-positive-gedankenwelt

https://kevinjamesmusic.com/

https://deepakchoprameditation.de/

Deva Premal & Miten: 21-Tage Mantra-Meitationsreise (Amazon Music, Spotify, YouTube)

Die Ursprache der Seele: Durch Klang und Meditation das Gehirn neu programmieren – auf Heilung, Glück und das höchste Selbst – Mit Meditations-CD – Tambe, Balaji Shri – (2. Edition) 2016

Die praktische Anwendung der hermetischen Prinzipien im Alltag – Tschopp, Susan – 2019

Mut: Lebe wild und gefährlich – Osho -2004

Spirituelles Erwachen – Entfessle das Glück in dir – Bacher, Claudia – 2022 (eulogia Verlag)

Die 7 Gesetze des Universums – Griebel, Ben James – 2021 (eulogia Verlag)

Natürlich und biofrisch:
www.broot.land
www.brunozimmer.de
https://happyzell.de/

Haftungsausschluss

Dieses Buch ist kein medizinischer oder psychologischer Ratgeber. Der Inhalt beruht auf persönlichen Erfahrungen. Die erwähnten Tipps und Methoden sind Anregungen zur Selbstreflexion und Selbsthilfe und ersetzen keine erforderlichen Therapien oder Heilbehandlungen.

Das Buch enthält Links zu externen Websites Dritter, auf deren Inhalt kein Einfluss besteht. Deshalb kann für fremde Inhalte keine Gewähr übernommen werden. Für die verlinkten Seiten ist der jeweilige Anbieter oder Betreiber der Seiten verantwortlich. Rechtswidrige Inhalte waren zum Zeitpunkt der Verlinkung nicht ersichtlich. Bei Bekanntwerden von Rechtsverletzungen werden diese Links umgehend entfernt. Für die Inhalte aller Buchempfehlungen ist der jeweilige Autor verantwortlich.

Über Ute Schlieper

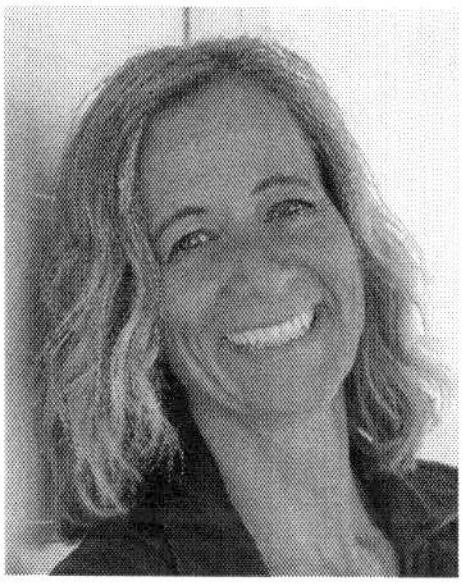

Ute Schlieper, geboren 1967, ist Gesundheitscoach, Trainerin, Buchautorin sowie begeisterte Naturliebhaberin und stolze Mutter von drei inzwischen erwachsenen Söhnen. Sie selbst bezeichnet sich gern als „Erfahrungswissenschaftlerin“ und vermittelt auf pragmatische Weise nützliche Inspirationen für Körper, Geist und Seele.

In ihrer langjährigen Tätigkeit in der Gesundheitsbranche erkannte sie, dass Menschen hilflos und krank bleiben, weil sie nicht wissen, wie sie sich selbst helfen können, um selbst wirksam dauerhaft gesund zu leben. Die wissenschaftlich fundierten und wirksamen Methoden erläutert Ute Schlieper seit über 30 Jahren auf authentische Weise in Coachings, Trainings und Workshops und lebt diese alltäglich als Mutter einer Patchworkfamilie, Partnerin und Unternehmerin vor. Die klaren, machbaren und praxiserprobten Tools sind die Grundlagen ihres Prinzips des dynamisches Tuns und bilden ein stabiles Fundament für mehr Leichtigkeit im Leben.

Liebe Leserin, lieber Leser,

hat Ihnen dieses Buch gefallen? Wir freuen uns über Ihre Verbesserungsvorschläge, Kritik und Fragen zum Buch.

Die Meinung und Zufriedenheit unserer Leserinnen und Leser ist uns sehr wichtig.

Kontaktieren Sie uns deshalb gerne und schreiben uns eine E-Mail an *feedback@eulogiaverlag.de*

Wir freuen uns auf Ihre Nachricht.

Herzlichst

Ihr Eulogia Verlags Team